ÉTUDES

SUR LES

EAUX MINÉRALES

DU

DÉPARTEMENT DE LA NIÈVRE.

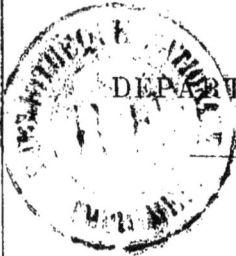

RAPPORT

PRÉSENTÉ AU CONSEIL D'HYGIÈNE ET DE SALUBRITÉ
DÉPARTEMENTAL

PAR M. LE Dr MIGNOT.

1876.

NEVERS,

IMPRIMERIE ET LITHOGRAPHIE PAULIN FAY
Place de la Halle et rue du Rempart, 2.

1877

ÉTUDES

SUR

LES EAUX MINÉRALES

DU DÉPARTEMENT DE LA NIÈVRE

Le département de la Nièvre, sans être très-riche en eaux minérales, si on le compare aux départements de l'Allier et du Puy-de-Dôme, ses voisins, donne cependant naissance à plusieurs sources importantes, dont les propriétés thérapeutiques sont depuis longtemps utilisées, et à juste titre.

Placé dans le massif central de la France qui s'étend, d'après les auteurs de l'*Annuaire des eaux de la France*, d'Avallon au Vigan ou à Lodève, dans la vallée où passe la Loire, entre les soulèvements volcaniques de l'Auvergne et les montagnes granitiques du Morvand, notre département présente dans sa partie sud-ouest, et suivant la direction de l'Allier, des sources bicarbonatées: Saint-Parize, Fourchambault, Pougues, etc., et dans sa partie sud-est, au pied des granits, des sources sulfureuses : Saint-Honoré.

EAUX MINÉRALES BICARBONATÉES.

S'il est une question délicate et controversée en hydrologie, c'est l'origine des sources; aussi, sans nous lancer dans des

ÉTUDES

SUR LES

EAUX MINÉRALES

DU

DÉPARTEMENT DE LA NIÈVRE.

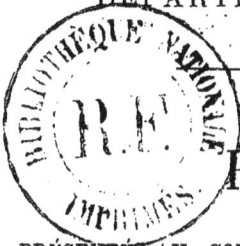

RAPPORT

PRÉSENTÉ AU CONSEIL D'HYGIÈNE ET DE SALUBRITÉ
DÉPARTEMENTAL

PAR M. LE Dr MIGNOT.

1876.

NEVERS,

IMPRIMERIE ET LITHOGRAPHIE PAULIN FAY
Place de la Halle et rue du Rempart, 2.

—

1877

discussions hors de propos ici, nous ne dirons que quelques mots sur l'origine probable de ces eaux qui sourdent dans notre département, à trois endroits différents : Saint-Parize, Fourchambault et Pougues. Quelques auteurs veulent que dans les pays de plaines, comme le nôtre, les eaux minérales soient formées par les infiltrations pluviales, et que leur température, si elle est constante, soit déterminée par la profondeur à laquelle ces infiltrations sont parvenues. Dans une notice géologique sur les eaux minérales de Pougues publiée en 1852, M. Alphonse Brunet, ingénieur et ancien élève de l'école des mines de Paris, s'est rangé à cette opinion et a édifié, pour la soutenir, une théorie très-ingénieuse et tout au moins assez spécieuse pour expliquer la présence des principes constituants de ces eaux minérales. Elles contiennent, comme vous le savez et comme je vous le dirai tout à l'heure, de l'acide carbonique, des sels de chaux, de magnésie, de soude et de fer à l'état de bicarbonate. D'après M. Brunet, à Pougues, les eaux pluviales, traversant les terrains, se chargeraient de sulfate de fer dans un banc de sable rouge ferrugineux qui couvre toute la vallée ; ce sulfate de fer, en présence du carbonate de chaux, donnerait lieu à du sulfate de chaux, tandis que l'acide carbonique correspondant se dégagerait. De plus, la couche de calcaire bleu (qui forme le fond de la vallée, et qui a une épaisseur considérable) contenant aussi du carbonate de magnésie, ce dernier est dissous, ainsi que le carbonate de chaux, par l'eau chargé d'acide carbonique, et à la sortie l'eau contient :

1° Du bicarbonate de chaux ;
2° Du bicarbonate de magnésie ;
3° Des sels de fer ;
4° De l'acide carbonique libre.

Il n'y a qu'une chose qui embarrasse l'auteur : c'est la présence dans ces eaux minérales des sels de soude en assez grande abondance ; car, d'après sa propre analyse, la quantité de ces sels s'élève à 0,90 sur 3 gr. 80, totalité des sels extraits d'un litre d'eau : bicarbonate de soude 0,65 et sulfate de soude 0,25, avec traces de potasse; aussi il s'empresse d'ajouter : « Quant au carbonate de soude qu'elles renferment, et que ne contiennent pas les calcaires desquels elles sourdent, ce sel est répandu à la surface du sol en quantité tellement variable, suivant les circonstances locales, qu'on ne peut préciser de quel point la source l'a amené. »

En effet, la soude ne se trouve en quantité notable que dans les eaux « qui sortent des terrains primitifs de transition, et de ceux à base de porphyre, de trachyte et de basalte. » (DURAND-FARDEL, *Dict.* : E. min.)

Pour expliquer l'abondance des sels de soude, il faudrait que les eaux minérales rencontrassent dans leur trajet du sel gemme, et je ne sache pas qu'on en ait jamais signalé dans la région.

Aussi, malgré l'étude bien faite et les analyses de M. Alphonse Brunet, nous ne pouvons partager son opinion pour la formation sur place de ces eaux minérales, et nous sommes au contraire disposé à nous ranger à l'avis de M François, le célèbre ingénieur-hydrologue, qui dit : « Quelques eaux thermo-minérales gisent dans les pays de plaines : ainsi la partie du bassin de Vichy comprise dans la vallée de l'Allier, ainsi quelques sources de la Limagne d'Auvergne, ainsi les eaux de Pougues, près Nevers..... on ne tarde pas à reconnaître qu'elles se rapportent à l'épanouissement au-delà du pied des chaînes des roches cristallines ou éruptives diverses. » Quoi d'étonnant à ce que des filons de cette grande nappe d'eau minérale sur laquelle est Vichy viennent se faire jour jusqu'à Pougues, en suivant la vallée de l'Allier, grâce à cette grande déhiscence géologique, cette faille signalée par les géologues et qui coupe le département de la Nièvre? C'est au niveau de la jonction des terrains jurassiques, qui commencent aux environs de Nevers, et des terrains volcaniques, dont le soulèvement principal forme les monts d'Auvergne et dont les racines viennent s'épanouir jusqu'à la Loire, de ce côté, que sourdent les eaux minérales de Pougues. Du reste, le trajet de ces eaux est assez marqué : Saint-Parize, entre Vichy et Pougues, est un regard.

L'épanouissement des roches cristallines à Pougues a été arrêté par un soulèvement à sa base, soulèvement constaté par l'inclinaison des terrains dans le sens du nord-ouest, comme le constate lui-même M. Alph. Brunet, et c'est ce qui fait qu'on ne trouve l'eau minérale qu'au pied des montagnes et du côté opposé au nord-ouest.

Quant à la différence de composition et de température avec les eaux de Vichy, elle me semble suffisamment expliquée par le long trajet souterrain que ces eaux parcourent et par la différence des terrains qu'elles traversent ; par leur abaissement de température, elles perdent une partie de leurs éléments primitifs et elles se chargent de principes autres. — Elles ont déposé des sels de soude et se sont chargées de sels de chaux ; c'est incontestable. Elles ont pris aussi dans leur cours supérieur des sels de fer; car, représenté dans toutes les eaux de Vichy par 0,004, le fer est à Pougues de 0,020. Pour nous, par suite des considérations précédentes, et aussi par d'autres raisons qu'il serait trop long d'exposer ici, les eaux bicarbonatées du département de la Nièvre sont congénères des eaux de Vichy.

Sans plus nous arrêter à ces discussions d'origine, examinons les diverses sources.

SAINT-PARIZE-LE-CHATEL.

Le bourg de Saint-Parize-du-Châtel, du canton de Saint-Pierre-le-Moûtier et de l'arrondissement de Nevers, est situé sur le côté gauche de la grande route nationale (n° 77), de Paris à Antibes (ou de Nevers à Moulins), à quatre kilomètres du village de Moiry, sur cette grande route, à dix-huit kilomètres de Nevers et à quinze de Saint-Pierre. Les eaux minérales jaillissent au lieu dit les Fonds-Bouillants, près du village du Puits-de-Mont, à 300 ou 400 mètres au nord-est du bourg. Elles sont la propriété de la commune qui, moyennant une faible redevance, les afferme à un habitant de la localité.

Elles ont été jusqu'ici l'objet d'une exploitation très-restreinte, et la commune est en instance pour obtenir l'autorisation d'exploiter qui ne lui avait pas encore été octroyée. Elles ne sont guère employées que dans les environs et à Nevers comme eaux de table, et le nombre de bouteilles vendues ne s'élève qu'à quelques mille.

La source a été récemment captée ou à peu près dans un puits de cinq à six mètres de profondeur, autant que nous avons pu nous en assurer par un sondage approximatif. L'ouverture extérieure du puits est carrée, d'un mètre de côté. A 80 cent. de profondeur existe une grille de 42 cent. de côté qui sépare ce réservoir du puits inférieur.

L'eau est claire, limpide et bouillonne continuellement.

Le débit de la source n'est pas considérable, et nous sommes arrivé facilement à la vider jusqu'à la grille avec une vase de la contenance de cinq ou six litres en moins d'un quart d'heure. Nous avons vu qu'elle remontait lentement d'un centimètre et demi environ par cinq minutes ; ce qui donnerait un débit d'environ 500 litres par vingt-quatre heures. Mais ce faible débit doit être attribué au mauvais état du puits supérieur, qui laisse échapper l'eau de tous côtés, et quand l'eau est arrivée à 42 cent. au-dessus de la grille, le puits reste stationnaire. La rigole du déversoir est ordinairement ou du moins était à sec lors de notre visite. Le débit ne saurait donc être apprécié d'une manière exacte, et des travaux de réparation sont urgents.

Aux environs de ce puits, dans les fossés et dans les mares de l'autre côté de la route, à 10 ou 20 mètres de distance, on voit le gaz acide carbonique bouillonner presqu'autant que dans le puits exploité.

L'eau bue à la source est très-agréable, gazeuse, acidule et fraîche.

La température est de 11 degrés.

La pesenteur spécifique est de 1,018°.

Sur la fontaine et sur les parois du puits on voit des dépôts ocracés d'un beau jaune, assez abondants. En vidant la fontaine ou en remuant l'eau, on sent une légère odeur sulfureuse ou plutôt marneuse, la même que l'on perçoit, mais à un degré plus considérable, dans l'eau de la source Bert, à Pougues.

Ces eaux ont été analysées, et voici le résultat de cette analyse faite au laboratoire de l'école des mines, le 31 octobre 1863, sous le n° 4,012.

Résidu de l'évaporation. . . . . 2,835 par litre.

On a dosé par litre d'eau :

Acide carbonique libre et du bicarbonate 0,26
Acide carbonique libre et du carbonate neutre. . . 0,17
Acide sulfurique. 1,13
Acide chlorhydrique. 0,01
Silice. 0,01

A reporter. 1,58

Report.	1,58
Alumine et peroxyde de fer	0,04
Chaux	1,18
Magnésie	0,07
Potasse	0,027
Soude.	0,054
	2,951

En prenant pour type l'eau de Pougues et en comparant ces deux eaux, on voit que celle de Saint-Parize est bien moins chargée, puisque le résultat pour l'eau de Pougues est de 4,528 pour un litre. Aussi Saint-Parize est plutôt une eau de table, agréable et salutaire, qu'une eau véritablement médicinale. Mais cette conclusion n'est pas à l'abri de tout reproche, car ses eaux peu chargées peuvent donner des résultats thérapeutiques souvent étonnants et meilleurs que ceux produits par des eaux plus fortes. Puis je ne sais si, contrairement à moi, l'analyse chimique a le don de vous satisfaire et de vous donner une idée juste et même approximative sur les vertus médicinales de telles ou telles eaux. Ce que j'estime beaucoup plus, ce sont les observations bien prises et bien suivies. Or, malheureusement pour Saint-Parize, c'est ce qui manque. Nous n'avons trouvé à ce sujet que des allégations peu scientifiques. D'après Pâtissier et Durand-Fardel, elles sont utilisées par les habitants des environs dans le traitement des fièvres intermittentes rebelles. Un seul petit opuscule a été publié sur ces eaux par le docteur Gazstowtt en 1852. Il s'efforce de prouver qu'elles ont été en honneur du temps des Romains, ce qui n'est rien moins que prouvé. Nos conquérants étaient peu appréciateurs des eaux froides exclusivement prises en boisson, et, à tort ou à raison ils leur préféraient le Falerne et le Massique. Toute leur attention se portait sur les eaux chaudes et leurs usages balnéaires. Quant aux propriétés curatives des eaux de Saint-

Parize, le docteur Gazstowtt suppose, par des vues théoriques et spéculatives corroborées par aucune observation, qu'elles doivent être utiles dans les coliques hépatiques, néphrétiques, les gastrites chroniques, gastralgies ; — qu'elles ont la propriété de dissoudre les calculs d'acide urique (gravelle rouge); — qu'elles combattent avantageusement la diathèse goutteuse; — qu'elles produisent de bons résultats dans le diabète sucré ; — qu'elles sont très-salutaires dans l'hypertrophie du foie. Enfin les engorgements de la rate, ceux du mésentère, de l'épiploon, certaines tumeurs des ovaires peuvent quelquefois aussi être heureusement modifiés par les sources de Saint-Parize.

J'ai cité les maladies que le docteur Gazstowtt considère comme tributaires des eaux minérales de Saint-Parize, sans accepter aucune responsabilité à cet égard. Une bonne observation consciencieusement prise, un résultat bien constaté serait pour moi bien plus probant et aurait une tout autre valeur. Aussi, en attendant que le temps nous en procure, d'après la composition de ces eaux et l'essai que j'en ai fait, je crois qu'elles peuvent servir comme eaux de table, surtout pour les personnes atteintes de dyspepsie, qu'elles peuvent, comme boissons hygiéniques, être employées par les graveleux, les goutteux et dans tous les cas où l'estomac a besoin d'être un peu excité ; c'est encore en ce sens qu'elles peuvent aider à la guérison des fièvres intermittentes. Transportées, ces eaux se conservent bien et restent pures et limpides en même temps que gazeuses, si elles ont été puisées dans de bonnes conditions et bien bouchées. Le mode d'embouteillage jusqu'ici employé à la source de Saint-Parize est très-primitif; on puise à même la fontaine et on bouche à la main ou au battoir.

Il serait à désirer que des travaux de captage bien conçus et bien exécutés fussent entrepris pour augmenter le débit de la source et que des études plus sérieuses fussent faites sur les propriétés médicinales de ces eaux.

Quant à l'avis qu'on demande au Conseil d'hygiène pour

l'autorisation en instance, il est de toute justice, je crois, que vous le donniez favorable, car les eaux sont agréables, bonnes et salutaires.

2° FOURCHAMBAULT.

Il y a à Fourchambault, commune du canton de Pougues, de l'arrondissement de Nevers, située à huit kilomètres de Nevers, sur la Loire, plusieurs sources d'eaux minérales. Deux de ces sources sont autorisées et exploitées : la source Montupet et la source Minot, toutes les deux à la Fonderie. Mais plusieurs puits de la Brasserie contiennent aussi de l'eau minérale ; seulement, n'étant pas captée, elle se trouve mélangée aux eaux douces et elle n'est appréciable que dans les années sèches et pendant la saison d'été.

Source Mimot.

La source d'eau minérale dont est propriétaire M. Mimot, a été péniblement captée dans un puits cimenté de 16 mètres de profondeur et de 60 cent. de diamètre. Le niveau de l'eau, qui varie suivant les saisons, était, le jour où nous l'avons visitée, à 4 mètres 80 cent. au-dessous du sol. Cette eau est puisée à la pompe. La salle où l'embouteillage s'effectue est une crypte souterraine cimentée de tous côtés et située à trois ou quatre mètres de profondeur.

Cette source, autorisée il y a vingt-cinq ou trente ans, a été la première exploitée à Fourchambault. Sa température est de 10 degrés.

Elle bouillonne continuellement. Elle laisse échapper une légère odeur sulfureuse ou plutôt marneuse, qui tient probablement à ce que le curage ne se fait que rarement, comme nous aurons occasion de le dire pour une source de Pougues.

Le débit de la source ne doit pas être considérable ; nous n'avons pas pu nous en assurer, vu la difficulté de vider le puits et de faire des observations exactes à cette profondeur. Mais on nous a dit que son niveau baissait sensiblement après un tirage de quelques centaines de bouteilles.

Cette eau est acidule, gazeuse, d'une saveur aigrelette, fraîche et agréable.

Traitée par l'oxalate d'ammoniaque, elle donne lieu à un précipité blanc abondant qui laisse un dépôt blanchâtre.

Par l'azotate d'argent : précipité très-abondant, passant au rose, puis au violet, et donnant lieu à des grumeaux lie de vin claire qui, d'abord s'élèvant à la surface de l'eau, retombent au fond du vase.

Par le sulfate de cuivre : précipité bleu-verdâtre sans grumeaux.

Par le tannin, elle reste claire et s'irise un peu à la surface.

Elle laisse par l'évaporation un résidu de 2ᵍ 800 environ pour un litre.

Ce résidu a été hypothétiquement déterminé de la manière suivante :

Résidu insoluble.	0,024
Sulfate de chaux.	0,074
Sulfate de magnésie.	0,504
Carbonate de chaux.	0,870
Carbonate de soude.	0,903
Chlorure de sodium.	0,425
Alumine et oxyde de fer.	0,010
	2,810

Cette analyse est toute fantaisiste, n'ayant pas été faite ; je l'ai transcrite telle que je l'ai trouvée dans la notice qui accompagne les expéditions, et j'ai tout lieu de la croire fort inexacte en la comparant aux analyses des eaux minérales de la même région. Je ne vous parlerai pas des vertus médicinales que lui attribue, sans fondement aucun, la même notice, qui la doue d'une puissance suprême en médecine et en hygiène.

C'est une eau minérale gazeuse, alcaline et ferrugineuse. Agréable comme eau de table, surtout dans la bonne saison, elle peut convenir dans certains cas de dyspepsie et servir de boisson hygiénique dans la diathèse urique et quelques affections de la vessie.

Elle est employée dans la localité et dans le département ; mais elle ne s'exporte qu'en petite quantité, quoiqu'elle se conserve bien.

Source Montupet (Fourchambault).

La source minérale dont est propriétaire M. Montupet est de date plus récente. Elle n'a été captée et aménagée qu'en 1869 et autorisée en 1871. Elle n'est éloignée de la précédente que d'une centaine de mètres et séparée d'elle par la route de moyenne communication qui traverse Fourchambault et va à Garchizy et à Pougues. Par rapport à l'inclinaison des terrains qui descendent de la croupe de Garchizy à la Loire, elle se trouve au-dessus de la première et du côté nord-est. L'eau minérale s'élève dans un tuyau de fonte de 50 centimètres de diamètre placé au milieu d'un vaste puits cimenté de 3 mètres de profondeur et de 4 mètres de diamètre. Le tuyau, enfoncé de 80 centimètres au-dessous du sol du puits, s'élève de 3 mètres au-dessus de ce plancher inférieur, c'est-à-dire jusqu'au niveau du terrain extérieur, et souvent l'eau monte jusqu'à l'ouverture extérieure. Le tuyau de fonte a été percé à des hauteurs différentes et on y a adapté quatre robinets en bois : le premier, à la partie inférieure, est à 25 centimètres au-dessous du sol de la chambre souterraine, dans une petite excavation cimentée ; le deuxième est au niveau du sol, à 25 centimètres au-dessus du précédent ; le troisième à 20 centimètres plus haut, et le quatrième à 80 centimètres du troisième, à un mètre de la partie inférieure.

Le tirage se fait au robinet, ce qui offre un grand avantage, car l'eau n'a été ni battue ni barbotée. Il n'y a donc presque pas de déperdition de gaz, ce qui est l'élément le plus important de ces eaux. On pourrait même encore augmenter ce gaz en adaptant aux robinets des tuyaux plongeurs qui iraient prendre l'eau à une grande profondeur sous une pression plus considérable ; c'est du reste ce qui se fait à la source Bert, à Pougues. L'eau prise aux divers robinets est claire, limpide, pétillante. Elle a une température de 10 degrés.

Nous avons calculé d'une manière exacte le débit de la source, ce qui est facile à faire. Nous avons vidé le tuyau qui contient l'eau minérale et nous avons vu qu'il fallait dix minutes pour remplir l'intervalle compris entre le troisième et le quatrième robinet, distants de 50 centimètres. Le diamètre étant de 80 centimètres, nous avons 40 décimètres cubes de capacité, soit 40 litres. Pour une heure cela fait 240 litres, et en vingt-quatre heures 5,800. Du reste, ce débit n'est pas toujours exactement le même ; il varie suivant les saisons, et nous nous sommes trouvé à une époque favorable. Néanmoins, en moyenne, le débit peut être évalué de 4 à 5,000 litres par vingt-quatre heures.

Traitée par les réactifs, nous avons obtenu :

Par l'azotate d'argent : précipité avec teinte rosée ;
Par le sulfate de cuivre : précipité bleu-verdâtre sans grumeaux ;
Par l'ammoniaque : précipité léger ;
Par l'azotate de baryte : précipité peu abondant.

L'analyse de cette eau minérale a été faite par M. Doré, expert chimiste à Paris ; il a trouvé par litre :

Acide carbonique libre et des bicarbonates. . .	1,189
Acide silicique.	0,049
Chlore.	0,024
Potasse.	Traces
A reporter.	1,262

Report.	1,262
Soude.	0,048
Chaux.	0,580
Magnésie.	0,029
Protoxyde de fer.	0,006
	1,925

Cette eau est très-digestive, très-agréable avec le vin, qu'elle n'altère pas ; elle constitue une eau de table parfaite, qui peut être prise comme boisson hygiénique, surtout pendant les chaleurs, et qui peut aider aux traitements d'affections diverses de l'estomac, des intestins, des reins et de la vessie.

En la comparant aux eaux de Saint-Galmier, nous voyons qu'elle est aussi gazeuse, qu'elle n'est pas plus minéralisée que la source Fonfort, la moins minéralisée des eaux de Saint-Galmier, et qu'elle joint aux propriétés de ces eaux celle d'être légèrement tonique, par le fer qu'elle contient et qui ne se trouve qu'en quantité inappréciable dans les sources de Saint-Galmier. Comparée à Saint-Alban, elle présente une minéralisation moindre de plus de moitié, ce qui est à apprécier dans une eau d'un usage quotidien. Elle est aussi, par conséquent, moins médicamenteuse et moins excitante.

En somme, les eaux de Fourchambault sont des eaux de table parfaites; puisées dans de bonnes conditions et bien bouchées, elles se conservent très-bien pendant longtemps. Il est facile de leur prédire un grand débit et un grand succès lorsqu'elles seront plus connues.

Il y a encore à Fourchambault plusieurs indices de sources minérales ; ainsi, derrière l'église Saint-Louis, à la Brasserie, il existe un puits dont l'eau est très-gazeuse, pendant l'été surtout. Il ne serait pas difficile de creuser d'autres puits d'eau minérale et de trouver de quoi suffire aux demandes qui pourraient affluer lorsque ces eaux seront plus répandues et mieux appréciées.

Les eaux minérales de Fourchambault étant de date récente, nous n'avons sur elles aucun document, si ce n'est les divers prospectus émanant des marchands d'eaux, et nous vous en faisons grâce, car ils ne renferment rien de scientifique. On peut cependant fixer leur place et tracer leur voie comme eaux de table.

Nous verrons plus loin, en comparant les eaux de la région, quelle place elles tiennent et quelles sont les différences qu'elles présentent entre elles.

POUGUES-LES-EAUX.

Chef-lieu de canton du département de la Nièvre, situé à treize kilomètres au nord de Nevers, sur la grande route de Paris à Lyon, Pougues-les-Eaux est depuis longtemps connu par ses eaux minérales gazeuses, alcalines et ferrugineuses.

Sans vouloir faire ici l'historique de cette station, nous dirons que ses fontaines étaient déjà connues au treizième siècle (1292); un vieux titre déposé aux archives du département en fait mention en ces termes : *Cheminum per quem itur de villa de Poga ad fontes de Poga.* Il n'est pas probable que les Romains les aient utilisées, et si l'on trouve près de Pougues, dans le champ de Bretaigne, des débris antiques, ce sont les restes d'une grande villa ou d'une petite agglomération de maisons remontant à l'ère gallo-romaine, sans que rien n'indique qu'il y ait eu près des fontaines un établissement balnéaire; comme je l'ai déjà dit, les Romains dédaignaient les eaux froides. Les eaux de Pougues furent mises en vogue au seizième siècle par Pidoux, médecin d'Henri III et de Catherine de Médicis, qui les ordonna à son royal client et à sa mère, mais rien ne prouve qu'il les y ait amenés; cependant Guy Coquille dit que le roi y vint en 1586. Pidoux publia en 1584 plusieurs mémoires sur les vertus et l'usage des fontaines de Pougues et y fit installer des douches.

Henri IV prit les eaux de Pougues à Saint-Maur-des-Fossés
en 1603 ; si Louis XIII en usa, le fait n'est mentionné nulle
part ; Louis XIV les employa en 1686 à Saint-Germain-en-
Laye. Le moment de la splendeur et de la prospérité de
Pougues fut celui où les duchesses de Nevers les prirent en
goût et y attirèrent les seigneurs de la cour. Mêlant le soin
de leur santé à leur amour des plaisirs et aussi parfois à leurs
intrigues politiques, ils venaient à certaines époques former
à Pougues une petite cour autour de ces femmes qui avaient
nom : princesse de Longueville, Catherine de Lorraine, Marie
de Gonzague, femme du duc de Mayenne, baronne de
Retz, etc...

« Vers le milieu du seizième siècle, dit Raulin dans son
livre sur les eaux de Pougues, cinq à six cents personnes se
rendaient tous les ans à Pougues des provinces voisines et
même des provinces éloignées, pour guérir de différentes
maladies. » Il n'en vient pas beaucoup plus aujourd'hui.

Les eaux de Pougues conservèrent cette vogue jusqu'à la
Révolution, et les derniers grands seigneurs qui y laissèrent
des souvenirs de leur passage sont le duc de La Vallière et
un prince de Conti, de la maison de Condé, branche cadette.
Avec le prince de Conti, qui y avait amené J.-J. Rousseau,
Pougues vit disparaître le prestige dont il avait joui.

En 1806 un ouragan terrible détruisit les bâtiments et les
galeries mal entretenus qui entouraient les fontaines.

En 1832 l'État, devenu propriétaire, vendit l'établissement
de Pougues.

Depuis des sociétés et des propriétaires divers tentèrent, mais
inutilement, de lui rendre son antique prospérité. Bien que
depuis quelques années les eaux minérales soient à la mode
et aient pris partout de l'extension, Pougues n'a pas vu augmenter ses clients d'une façon notable, alors que les sources
ses heureuses voisines jouissaient d'un crédit et d'une prospérité considérables. A quoi cela tient-il ? A beaucoup de
choses qu'il serait trop long d'exposer ici, parmi lesquelles il

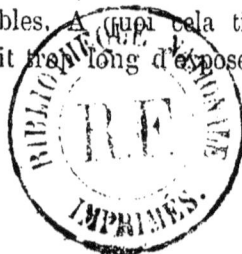

2

est bien permis de signaler en première ligne une administration mal entendue, insouciante ou incapable; mais ses eaux n'en sont pas moins bonnes et utiles dans beaucoup d'affections que nous indiquerons.

Les sources à Pougues sont au nombre de trois principales. Nous laisserons de côté deux sources minérales situées, l'une à Usseau, où l'on reconnaît manifestement, à des dépôts ferrugineux abondants, la présence de l'eau minérale, mais je n'ai jamais eu la chance d'y rencontrer de l'eau; l'autre dans un pré, à deux kilomètres de Pougues, en se dirigeant sur Germigny : c'est le pré de l'Abîme ; mais peu à peu la source s'est comblée, et rien ne la distingue plus des mouillères environnantes.

Des trois sources qui restent, deux seulement sont autorisées : la source Saint-Léger, où se trouve l'établissement hydro-minéral, et la source Bert. La troisième est la source des Métairies, dans la propriété de M. Massé.

Source Saint-Léger.

C'est la seule source anciennement exploitée, la seule sur laquelle se soit portée l'attention et qui ait été analysée avant le forage de la source Bert. Les anciens auteurs parlent de deux sources nommées Saint-Léger et Saint-Marcel ; mais comme elles n'étaient séparées que par quelques pieds de distance, elles se sont insensiblement réunies et n'en forment plus qu'une depuis longtemps. Elle a gardé le nom de Saint-Léger. Mais on a tenté plusieurs fois de ressusciter la source Saint-Marcel, et on a d'abord donné ce nom à un puits creusé en 1833, situé à quinze ou vingt mètres de distance et qui recevait le trop plein de la première source. Ce puits ne servait que pour les bains et les douches. C'était tout simplement un réservoir d'eau minérale. Plus tard, en 1862 ou 1863, pour rentrer dans la vérité historique et faire croire à la persistance des deux sources anciennes, on a creusé tout à

côté de la source Saint-Léger une cuvette cimentée, de la
forme du puits Saint-Léger, qu'on a fait communiquer avec
elle par un gros tuyau en forme d'S, dont une extrémité
s'avance dans le puits ancien et reçoit quelques bulles de gaz
qui viennent éclater dans le second bassin, rares et comme
honteuses du subterfuge qui leur a donné naissance. Déplo-
rable innovation, qui a bien certainement détruit le captage
du premier puits et qui a l'inconvénient de mélanger à l'eau
minérale, lorsque par un puisement un peu prolongé le
niveau baisse, une eau qui a perdu par son exposition à l'air
une partie de ses principes minéralisateurs que l'abondance
du gaz ne retient plus en dissolution. Pour s'assurer des
inconvénients de ce mélange, on n'a qu'à goûter l'eau des
deux puits : l'une est fraîche, aigrelette, piquante, agréable ;
l'autre est chaude, saumâtre, d'un goût désagréable et privée
de gaz. Laissons donc de côté ce puits, qu'une administration
honnête et soucieuse de ses intérêts n'eût pas dû faire faire et
qu'une surveillance mieux exercée n'eût pas dû permettre.

Revenons à la source Saint-Léger, qui seule existait quand
je suis arrivé à Pougues, il y a déjà longtemps. Elle est contenue dans un puits rond de 1 m. 50 c. de diamètre et d'une
profondeur de 4 mètres jusqu'à une plaque de fonte percée de
trous qui laissent passer l'eau et le gaz. Nous ne savons pas
comment est capté le puits au-dessous de cette plaque ; mais,
si nous en croyons les dires des gens du pays qui, pas plus
que moi, ne l'ont vu, mais le répètent par tradition, il y
aurait une chambre carrée (la lanterne), fermée elle-même en
bas par une plaque de fonte percée à son milieu.

La source Saint-Léger, dont le niveau est à 50 centimètres
environ au-dessous du sol, est continuellement en mouvement
et semble en ébullition par suite du bouillonnement du gaz
acide carbonique qui arrive à la surface en bulles abondantes
et plus ou moins grosses.

L'eau minérale est claire et limpide par un beau temps ;
mais elle devient un peu louche par les temps de pluie, ce

qui prouverait qu'il y a dans le puits des infiltrations d'eaux extérieures. A la surface surnagent des flocons verdâtres à leur face supérieure exposée à l'air et jaunâtres dans leur portion plongée dans l'eau. Ce sont des flocons de conferves sur lesquels s'est déposé l'oxyde de fer par suite de l'évaporation de l'acide carbonique.

La température de l'eau est de 12 degrés environ. Cette eau sert à la boisson et à l'embouteillage. Le débit de la source Saint-Léger est de 3 litres à la minute au déversoir, ce qui fait 180 litres à l'heure et 4,520 par vingt-quatre heures.

L'embouteillage pour les expéditions se fait dans un magasin placé à une vingtaine de mètres de la source. L'eau y est amenée par une pompe ; détestable système, qui a l'inconvénient de barboter l'eau. De plus, pour aider à sa conservation, on y ajoute un excès de gaz recueilli sur la source dans une large cloche en fer et qu'on amène dans un gazomètre d'où, par une machine à gazéifier, il est mélangé à l'eau. Combien préférable serait l'embouteillage au robinet, avec des tuyaux plongeurs qui iraient prendre l'eau au fond du puits sous une pression considérable ; elle contiendrait du gaz naturellement fondu en proportion plus grande certainement que celui qu'on essaye d'y incorporer.

L'expédition des eaux de la source de Saint-Léger s'élève à plus de 100,000 bouteilles chaque année.

Le nombre des buveurs qui y viennent est de cinq à six cents par an.

L'établissement balnéaire et hydrothérapique, placé vis-à-vis la fontaine, à gauche en entrant, comprend vingt-quatre baignoires ; un côté est destiné aux hommes, l'autre aux femmes. L'eau qui sert aux bains et aux douches est puisée dans de vastes citernes, au nombre de deux ; l'une creusée sous la place qui est en avant de l'entrée de l'établissement et qui est alimentée par les eaux qui descendent de la côte et des prairies voisines ; elle ne contient aucune trace d'eau minérale ; l'autre, moins vaste, est située derrière le séchoir, un peu plus loin et sur la même ligne que la construction où sont les cabinets de bains. Dans celle-là se rend le mince filet que laisse échapper le trop plein de la fontaine; mais comme elle n'est pas étanche, c'est encore l'eau ordinaire qui la remplit en grande partie. Ainsi, les bains à Pougues ainsi que les douches sont composés en grande partie d'eau ordinaire, et l'eau minérale y entre en très-minime quantité. Ne pourrait-on mieux faire?

L'eau de ces citernes est montée par une machine à vapeur dans deux réservoirs placés dans une tourelle assez élevée qui domine le milieu de l'édifice. L'un de ces réservoirs est chauffé par la vapeur qui circule dans un serpentin s'enroulant dans la cuve.

Pour les douches, qui sont assez bien aménagées et qui peuvent satisfaire à toutes les exigences, l'eau est la même; elle tombe d'environ 12 à 15 mètres de hauteur. Le bâtiment où elles sont installées est placé derrière celui des bains et un peu en retraite. Un côté est destiné aux hommes, l'autre aux femmes. Autour de la salle de douches s'ouvrent les cabinets, au nombre de cinq pour chaque côté, où le patient se déshabille. Au fond se trouve un cabinet avec un appareil pour les douches en cercle. En avant et de chaque côté des cabinets pour douches ascendantes, vaginales, etc.

Parmi les cabinets de bains, il y en a aussi deux ou trois disposés pour les bains de siége simples et à eau courante, avec douches périnéales, et des appareils pour sudation. Un de ces cabinets contient un appareil de Limousin, pour les inspirations d'oxygène. C'est une innovation qui a peu réussi et qui ne promet guère de prendre du développement. On avait aussi essayé de traiter certaines affections par le gaz acide carbonique; par une idée malheureuse, on avait disposé le simple tuyau destiné à ce traitement dans un coin du magasin d'embouteillage, sans doute pour pouvoir prendre le gaz au gazomètre qui sert pour les bouteilles et dont nous avons parlé. C'est encore un essai qui n'a pas réussi et qui ne pouvait pas réussir dans les conditions où on l'avait établi.

En somme, bien que beaucoup de choses manquent, comme les bains avec irrigation continue et douches dans les baignoires, l'établissement balnéaire et hydrothérapique, sans être luxueux et posséder tout le confortable désirable, est cependant assez complet.

Pendant la saison des eaux, un pharmacien des environs vient deux fois par semaine passer quelques heures dans le dépôt de médicaments qui est installé dans l'établissement.

Enfin, un médecin inspecteur vient aussi passer sa saison à Pougues, et deux médecins consultants donnent leurs soins aux malades et dirigent le traitement. Ici se présente naturellement la question de l'inspectorat, question à l'ordre du jour et qui ne tardera pas à être soumise aux Chambres. La position que j'occupe ne me permet pas de discuter cette question, parce que je paraîtrais y être intéressé. Seulement, prenant l'état présent et admettant la nécessité d'une surveillance, je la voudrais effective et continuelle, ou du moins suffisante. Or, il n'en est rien. Le médecin auquel on accorde ce privilége est presque toujours un médecin étranger qui vient, comme disent les gens du pays, faire sa moisson, et que l'on ne revoit plus la saison finie. A quoi doit-il ce privilége et le traitement affecté à ces fonctions? La plupart du temps à la protection, et nullement à sa science hydrologique. Quelles sont ses fonctions? Envoyer tous les ans un rapport à l'administration, qui le transmet à l'Académie quand il le fait. Les observations qu'il recueille sont celles des malades qui s'adressent à lui; mais pour les autres il n'a aucun renseignement. Homme de l'administration, il a aussi intérêt à se concilier la faveur des propriétaires ou des fermiers de l'établissement qui le payent et à vanter les vertus des eaux qu'il exploite. Dans ces conditions, est-il indépendant? Sa surveillance est illusoire, son rôle nul ou à peu près. Si cet état de choses doit changer, il serait à désirer que la surveillance des

sources et des établissements fût donnée aux Conseils d'hygiène des départements et qu'une visite y soit faite par quel-
ques-uns de leurs membres aussi souvent qu'elle serait jugée
nécessaire et à différentes époques de l'année.

On a fait des eaux de Pougues, comme du reste de toutes
les eaux minérales, une panacée pour toutes les maladies. Je
n'entrerai pas dans la longue énumération des indications
thérapeutiques qu'on s'est plu à leur attribuer. Pour se reconnaître au milieu de toutes les affections qu'on y traite, il faut
distinguer les effets dus à l'eau, ceux dus à l'hydrothérapie et
ceux qu'on peut attribuer au séjour à la campagne, au chan-
gement d'habitude, au repos et à la distraction. Je n'indi-
querai que ceux que je crois être produits par les eaux.

L'eau minérale de Pougues est gazeuse, alcaline, ferrugineuse. Elle a été analysée à différentes époques par Duclos,
Geoffroy, Costel, en 1768; Hassenfratz (1789); par Boullay et
Henry, 1837. Je vous donnerai l'analyse de l'école des mines
du 5 janvier 1874 :

Résidu fixe par litre d'eau. 2,3400

On a dosé par litre :

Acide carbonique libre. 1,3190
Acide carbonique des bicarbonates. 1,6692
Acide chlorhydrique. 0,1271
Acide sulfurique. 0,1098
Silice· · 0,0250
Peroxyde de fer. 0,0120
Chaux. 0,6400
Magnésie. 0,1172
Soude. 0,4776
Potasse. . . . . Traces
Matières organiques. 0,0320
                                        ─────────
                                         4,5289

Une analyse plus récente faite l'année dernière y a signalé la présence de la lithine ; Mialhe y avait trouvé de l'iode. On y trouvera encore bien autre chose quand on voudra. Je vous ai déjà dit combien peu me satisfaisaient ces analyses chimiques et combien peu elles pouvaient à elles seules poser les indications thérapeutiques des diverses eaux minérales. Il faut que la clinique, les observations viennent s'y ajouter. Je ne suis pas le seul à avoir cette opinion, et dernièrement Scoutetten cherchait dans l'électricité une explication des effets du traitement par les eaux minérales ; c'est qu'en effet il y a quelque chose dont la chimie ne peut rendre compte.

Jadis les eaux de Pougues étaient vantées dans le traitement des hydropisies, des fièvres intermittentes, les engorgements du foie et de la rate ; mais c'est surtout dans les affections des voies urinaires qu'elles étaient conseillées. Des observations assez nombreuses de ces diverses affections traitées avec succès par ces eaux sont relatées dans le livre de Raulin. Trousseau les conseillait dans les affections de l'estomac et des intestins. Dans ces diverses affections, c'est l'eau seule qui agit ; mais il ne faut pas qu'il y ait de lésion organique. Leur emploi est surtout indiqué quand l'élément douleur existe encore et que des eaux plus minéralisées, plus excitantes ne pourraient être supportées. Ainsi, les dyspepsies gastriques ou intestinales, les engorgements récents et douloureux du foie, de la rate et des reins, la gravelle, le catarrhe vésical, la diathèse urique, la goutte, les fièvres intermittentes rebelles, sont tributaires des eaux de Pougues. Si à ces eaux on ajoute le traitement hydrothérapique, elles conviennent dans le traitement de certaines névroses : gastralgies, entéralgies ; dans les maladies constituées par un appauvrissement du sang : chlorose, anémie ; dans certaines affections de l'appareil génital chez l'homme et chez la femme.

Il me resterait, pour être complet, à vous signaler les livres, brochures, notices qui ont été faites sur ces eaux ; mais ce serait abuser de votre patience, car l'énumération en est longue, depuis le livre de Pidoux, jusqu'à l'opuscule qui vient de voir le jour, et dû à la plume d'une buveuse qui, l'année dernière, a mis à profit la saison qu'elle a faite à Pougues pour écrire l'histoire de ces eaux, et auquel M. Logerais a prêté sa collaboration scientifique.

La source Saint-Léger exporte annuellement de 100 à 130,000 bouteilles d'eau minérale.

Source des Métairies ou source Massé.

Cette source, non exploitée et non autorisée, est située aux Métairies, à environ 600 mètres de la source Saint-Léger, à l'ouest ; elle est séparée du bourg de Pougues par le chemin de fer. La propriété de cette fontaine est encore en litige ; M. Massé la réclame comme se trouvant dans sa propriété, sur le bord d'un chemin rural servant à plusieurs propriétaires ; l'Etat l'a vendue sans garantie, il est vrai, en même temps que la source Saint-Léger ; mais les droits des acheteurs sont prescrits depuis longtemps ; enfin, la commune prétend en être propriétaire, parce qu'elle se trouve sur un terrain communal ; elle a même à un certain moment cédé ses droits à la société exploitant l'établissement. Ces questions ne nous intéressent nullement ; seulement elles expliquent pourquoi cette fontaine n'a jusqu'ici été l'objet d'aucune demande en autorisation.

La fontaine minérale des Métairies n'est mentionnée dans aucun des ouvrages anciens et ne semble pas avoir été connue et utilisée. Elle est contenue dans un puits carré, et l'on voit le gaz s'échapper à travers les interstices des pierres. Le captage, s'il y en a eu un de fait, doit remonter très-loin et laisse beaucoup à désirer. A une profondeur d'un mètre il y a, dit-on, une plaque de fonte percée de trous. Du reste, cette fontaine, mal entretenue, est pleine de sable qu'y amènent, lors des orages, les eaux de la route qu'on appelle la Rued'Eau, et qui sert de lit au ruisseau qui vient du pays et qui passe sous l'aqueduc du chemin de fer. Tout autour de la fontaine, emprisonnée dans un mur carré qui laisse à peine quelques centimètres libres autour du puits, on voit sourdre l'eau minérale et s'échapper les bulles de gaz. Le trop plein s'échappe au dehors par un conduit qui s'obstrue et qui souvent laisse refluer l'eau extérieure salie et corrompue. La fontaine se trouve donc dans des conditions déplorables.

En prenant quelques précautions, l'eau qu'on y puise est excellente; elle est en tout semblable à celle de la source Saint-Léger. Les gens du pays et des environs la trouvent meilleure; mais cela tient probablement à la différence de prix. L'eau de la source Saint-Léger est chère et l'on donne gratis celle des Métairies. Nous n'avons pas pu nous rendre exactement compte du débit de cette source; mais je le crois, à peu de chose près, égal à celui de la source de l'établissement.

A la source, l'eau est très-gazeuse, fraîche, piquante, aigrelette.

Traitée par les réactifs, elle donne absolument les mêmes résultats que l'eau de la source Saint-Léger.

Par l'azotate d'argent : précipité blanc épais, avec grumeaux épais passant au rose et au violet;

Par le sulfate de cuivre : teinte blanche bleuâtre, dépôt abondant;

Par la teinture de campêche, elle devient louche et brunâtre;

Par le tannin, elle devient louche et donne naissance à des irisations bleuâtres.

Cette eau est très-bonne ; et bien qu'elle ne soit pas exploitée, beaucoup de gens en usent comme boisson hygiénique en été et beaucoup de malades en envoient chercher, et souvent de très-loin. Comme eau médicinale, elle a les mêmes propriétés que l'eau de la source Saint-Léger. On puise chaque année à la source des Métairies de 15 à 20,000 bouteilles.

Source du pré de l'Abîme.

Pour en finir avec les sources naturelles minérales de la vallée de Pougues, citons pour mémoire seulement : 1o la source minérale du pré de l'Abîme, à l'ouest de Pougues et de la source des Métairies, à environ un kilomètre de la précédente. Les manifestations de l'eau minérale sont évidentes dans cettte source non captée et située au milieu d'un pré appartenant à M. Bert.

2o Source d'Usseau.

C'est une excavation faite de main d'homme se remplissant à certaines époques de l'année d'eau minérale qui laisse dégager de nombreuses bulles de gaz et qui, en se retirant, forme des dépôts ocreux et cristallins abondants. Cette source est située à deux kilomètres à l'est et au-dessus de l'établissement de Pougues, sur la commune de Parigny, au hameau d'Usseau, dans un champ dépendant de la propriété de M. Delamalle. M. Mialhe en a fait une analyse qualitative et y a reconnu : des bicarbonates de soude, de magnésie et de fer et un iodure alcalin abondant.

Source Bert.

La source Bert, située entre la source Saint-Léger, à droite, et la source des Métairies, à gauche, en regardant le nord, à peu près à égale distance de l'une et de l'autre, est une source artificielle, c'est-à-dire creusée à la sonde. C'est en 1865 que M. Tharaud, qui avait travaillé au creusement des puits de Saint-Galmier, vint à Pougues avec l'idée de trouver une eau gazeuse de table qui serait plus à proximité de Paris. Il fit creuser, dans un pré appartenant à M. Bert, un puits qui constitue aujourd'hui la source Bert. Après avoir soigneusement écarté les eaux supérieures par un captage convenable et avoir fait descendre dans ce puits un tube de fonte de 1 mètre de diamètre et de 3 mètres de hauteur, il a fait percer à la sonde un trou de 18 centimètres de diamètre et de 17 mètres de profondeur. L'eau est amenée dans une fosse de tirage par un tube plongeur en métal anglais de 15 mètres de long jusqu'au robinet. Ce système de tirage est de beaucoup préférable à celui qui a lieu à l'aide d'une pompe, car l'eau n'est pas barbotée et ne perd aucun de ses principes.

L'eau ainsi puisée est très-belle, très-limpide et très-gazeuse.

Le débit de cette source est de 37 mètres cubes par vingt-quatre heures à la hauteur du robinet de puisement, et seulement de 3 mètres 1/4 à la hauteur du tuyau de décharge, soit à un niveau de 1 mètre 27 cent. au-dessus.

La beauté de l'eau et son gaz abondant dans les premières bouteilles puisées sont dus certainement à la pression considérable exercée par le volume d'eau supérieure et au tube plongeur qui va puiser l'eau à 14 ou 15 mètres de profondeur. Mais l'étroitesse du trou de sonde fait que ces avantages disparaissent bien vite, et après qu'on a puisé trente ou quarante bouteilles, les bouteilles suivantes ne contiennent que fort peu de gaz. Aussi faudrait-il attendre et suspendre pendant quelques heures le tirage pour que l'eau reprenne ses qualités. C'est ce qui explique la différence qui existe entre les bouteilles d'eau de la source Bert.

Le puits Tharaud, nouvellement creusé et traversant les marnes bleues, a besoin de fréquents nettoyages ; autrement l'eau prend une odeur sulfureuse ou plutôt marneuse fort désagréable. L'eau dans ces cas est corrompue ; elle ne peut se conserver et dégoûte les malades. Par mesure d'économie probablement, le curage du puits ne s'effectue que tous les ans, quand il devrait se faire tous les mois; et je m'étonne qu'on laisse exploiter dans ces conditions déplorables ; car, outre le tort que l'expédition de ces eaux corrompues et mal-saines peut faire aux eaux de Pougues, elles ne peuvent que nuire aux malades qui les prennent et être une cause de perte pour les pharmaciens qui les achètent.

L'eau de la source Bert a une température de 11 degrés.

Elle donne à l'analyse les réactions suivantes :

Par l'azotate d'argent : un léger précipité blanc sale, sans couleur rosée ni violette ;

Par le sulfate de cuivre : précipité peu abondant, blan-châtre et en grumeaux ;

Par la noix de galle : pas de précipité ;

Par le tannin : léger trouble et irisations bleuâtres très-légères.

L'analyse faite par M. Bouïs au laboratoire de l'Académie de médecine a donné pour résultat :

Résidu pour un litre d'eau, 1ᵍ 910, composé de la manière suivante :

Résidu insoluble	0ᵍ 029
Carbonate de chaux et de magnésie	1 225
Carbonate de soude	0 400
Chlorure de sodium	0 107
Sulfate de chaux	0 149
	1 910

A l'école des mines on a trouvé 2 gr. 943 d'acide carbonique libre ou des bicarbonates et du peroxyde de fer.

En somme, la source Bert est faiblement minéralisée ; elle donne à l'hydromètre 60, quand la source Saint-Léger donne 104. Bien que pour les eaux minérales les indications hydrométriques ne présentent pas la même exactitude que pour les eaux douces, il est curieux cependant d'observer cette différence. A part son odeur affreuse, et qui tient à un défaut de soin, elle est très-belle, très-limpide et très-gazeuse, quand elle est puisée dans de bonnes conditions. Elle constituerait une eau de table très-bonne, très-hygiénique et fortifiante.

Aujourd'hui l'établissement des eaux minérales de Pougues vient de changer de propriétaires ; ces derniers ont acheté aussi le droit à l'exportation de la source Bert et déchargé M. le docteur Roubaud de son bail ; il faut espérer qu'ils sauront tirer un meilleur parti de cette source et surtout en tirer une eau moins désagréable et plus salubre.

La source Bert expédie chaque année de 30 à 40,000 bouteilles.

COMPARAISON DES EAUX MINÉRALES DE LA VALLÉE DE POUGUES TRAITÉES PAR LES RÉACTIFS.

Ayant sous les yeux les eaux des diverses sources minérales de la vallée de Pougues, nous voyons que traitées :

1° Par l'*azotate d'argent,* qui indique les *chlorures*, la source Mimot est celle qui donne le précipité le plus abondant, puis viennent les eaux Saint-Léger et Massé, sur la même ligne, en troisième la source Montupet, qui prend une teinte rosée avec un précipité caillebotté. Enfin, la source Bert n'offre qu'un léger précipité blanc sale sans coloration.

2° Par le *sulfate de cuivre,* qui décèle les *bicarbonates de chaux,* les sources Mimot et Montupet donnent un précipité bleu verdâtre sans grumeaux et sans dépôt ; les sources Saint-Léger et Massé, avec un précipité plus clair, blanc bleuâtre, et en donnant lieu à un dépôt abondant. Enfin, la source Bert, dont le précipité est moins abondant, plus blanc et donnant après un dépôt.

3° La teinture de campêche, qui prend par les alcalis une teinte cramoisie, présente le même phénomène dans toutes les eaux de cette région.

4° Par la *noix de galle*, les eaux Saint-Léger et Massé deviennent troubles et se couvrent d'irisations cristallines blanchâtres. La source Bert reste limpide. Les sources Mimot et Montupet s'irisent légèrement.

5° Par le *tannin*, c'est la même réaction et dans le même ordre ; seulement les irisations sont bleuâtres.

6° L'*ammoniaque*, destiné à démontrer la *magnésie*, donne un précipité très-abondant, surtout dans l'eau des sources Saint-Léger et Massé, moins abondant pour les sources Montupet et Mimot, et moindre encore pour la source Bert.

7° L'*azotate de baryte*, qui doit nous indiquer les sulfates de chaux, donne lieu dans la source Mimot à un précipité assez fort ; il est un peu moindre dans la source Montupet. Enfin, il n'y a rien ou peu de chose avec les sources Saint-Léger et Massé.

En résumé, ces diverses sources sont à peu près égales sous le rapport de la minéralisation, si ce n'est la source Bert, qui reste toujours et partout la dernière ; elles sont alcalines. Les bicarbonates de magnésie dominent dans les eaux de Pougues et les bicarbonates de chaux dans celles de Fourchambault. Le fer, appréciable dans toutes, est plus abondant dans les sources de Pougues.

SAINT-HONORÉ.

Saint-Honoré, commune de l'arrondissement de Château-Chinon, à douze kilomètres au sud de Moulins-Engilbert, est placé dans la région sud-est du département de la Nièvre, sur les premiers étages des montagnes du Morvand. On y trouve des sources thermales sulfureuses très-abondantes, très-anciennement connues, et aujourd'hui très-renommées et très-fréquentées.

Saint-Honoré est-il l'*Aquis Alisencii ou Nisencii* de la carte de Peutinger, je ne saurais le dire ; mais il est certain que les

Romains utilisèrent les eaux de ce pays ; les travaux dont les sources ont été l'objet le prouvent surabondamment. Si les empereurs Probus et Constantin y vinrent, rien n'est moins certain ; quoi qu'il en soit, après avoir brillé d'un certain éclat, Saint-Honoré fut complétement oublié pendant les bouleversements du cinquième siècle ; les nouveaux conquérants avaient bien autre chose à faire que de prendre les eaux et se baigner. Puis, il est à présumer que les Francs, venant d'un pays plus froid que l'Italie, n'avaient ni les besoins ni les goûts des anciens conquérants ; peut-être aussi les maladies de la peau étaient-elles plus rares chez eux. Saint-Honoré, alors, fut tellement abandonné, qu'il n'en restait plus rien lorsque Hugues de Châtillon fonda une église à La Montagne, vers l'an 1000. Le prieuré, placé sous le patronage de saint Honoré, fut donné aux religieux bénédictins de La Charité, qui ne trouvèrent rien de mieux, pour tirer parti de leur nouvelle propriété, que d'établir un étang sur l'emplacement des sources, étang qui donnait du poisson et qui leur permit de bâtir un moulin au bas. Leur intention fut-elle aussi d'empêcher les pratiques superstitieuses qui s'y pratiquaient ? Néanmoins, en été, les malades des environs rhumatisants ou atteints de maladies de la peau venaient se baigner dans la vase de cet étang ou ramasser les *mousses d'eau* et les herbes qui y croissaient pour frotter leurs plaies. Un orage terrible, en 1773, emporta les digues de l'étang, qui ne furent pas réparées, et les sources minérales devinrent un lavoir fort apprécié des femmes du pays pour sa chaleur pendant l'hiver. En 1812, un médecin, M. Bacon-Tacon, acheta les sources, y établit une piscine, des baignoires et des douches ; mais peu de baigneurs venaient, et Bacon fut obligé de quitter la place. Une société reprit l'affaire ; on fit quelques constructions, mais la vogue ne venait pas encore ; enfin, M. le marquis d'Espeuilles devint acquéreur de l'établissement en 1837. Ce fut le moment de la rénovation des eaux de Saint-Honoré ; on fit des fouilles, on découvrit les anciens

thermes romains, on nettoya les sources, on construisit établissement balnéaire, salles d'inhalation, piscines, etc., puis
hôtels pour les malades, on dessina le parc, enfin on fit la
station thermale de Saint-Honoré, recommandée aujourd'hui
par les plus grands médecins de Paris et fréquentée chaque
année par une société nombreuse et élégante. Cette vogue est
du reste expliquée par les bons effets que retirent les malades
de l'usage de ces eaux, entretenues par une administration
intelligente.

L'établissement thermal de Saint-Honoré se compose d'un
vaste bâtiment oblong situé au pied de la montagne qui le
domine; il est un peu enfoncé dans le sol, ce qui nuit à son
apparence; sa façade principale est tournée du côté du parc,
auquel on arrive par un large et grand escalier de plusieurs
marches. Le parc forme ainsi une terrasse en avant de l'établissement. Le premier corps de bâtiment, formé d'un rez-de-
chaussée ou plutôt d'un sous-sol percé de petites ouvertures
élevées qui éclairent les cabinets de bains, offre un aspect
assez triste; au milieu s'ouvre une grande salle, bien spa-
cieuse, bien éclairée par un grand portique vitré, mais bien
nue et peu luxueuse. Sur un côté, dans un kiosque vitré assez
semblable à ceux des grands boulevards de Paris, sont établis
le contrôle et la librairie. Au fond, de chaque côté d'un escalier qui conduit aux salles d'inhalation, coulent continuellement les robinets d'eau sulfureuse, au nombre de quatre. A
gauche, en entrant, les robinets de la Crevasse et de l'Acacia.
A droite, ceux des Romains et de la Marquise. Ce sont les
noms donnés aux diverses sources. A droite et à gauche du
portique s'ouvrent de larges couloirs sur lesquels donnent les
cabinets de bains et de douches, au nombre de vingt-quatre.
On compte vingt-deux baignoires, dont quatre avec douche, et
deux cabinets pour douches diverses : froides, chaudes, écos-
saises et douches de vapeur. Les baignoires sont en pierre ou
en marbre ou en carreaux de poterie de diverses couleurs; elles
sont larges et placées au niveau ou même un peu en contre-bas

du sol. La détérioration que provoque l'eau sulfureuse ne permet pas de donner aux cabinets un ameublement luxueux, et les murs sont simplement enduits de ciment ou de stuc.

Si l'on monte l'escalier situé au fond de la salle d'entrée, on arrive à la principale salle d'inhalation, qui est séparée de la précédente par un large vitrage formant à lui seul toute la séparation. Dans cette salle s'ouvrent deux grands puits entourés d'une balustrade, à laquelle viennent s'appuyer les malades. L'eau laisse dégager sa vapeur; de plus, par des appareils ingénieux, elle est finement pulvérisée et vient remplir la salle. Outre cette grande salle commune, on trouve sur le côté droit une salle plus petite avec un puits d'évaporation. A gauche, une autre chambre est appropriée pour les douches pharyngiennes, avec six tables munies d'appareils de pulvérisation divers. Dès l'entrée dans l'établissement, et même en approchant, on sent l'odeur de l'hydrogène sulfuré; mais cette odeur est encore plus sensible en entrant dans la salle d'inhalation et surtout en se penchant au-dessus des puits. La température est aussi sensiblement supérieure.

Enfin, dans la galerie de gauche, un escalier conduit à une vaste et belle piscine toute dallée de carreaux de poterie, contenant une masse d'eau courante, tiède, sulfureuse, transparente, à la teinte bleuâtre, dans laquelle vous pouvez prendre de larges ébats et vous livrer au plaisir de la natation. Vingt et trente baigneurs peuvent sans gêne s'y trouver réunis.

Sur l'arrière-plan se trouve un bâtiment ayant un étage supérieur, destiné au cabinet de l'inspecteur, à la pharmacie rudimentaire et aux réservoirs pour l'hydrothérapie.

Sur le côté gauche de ce premier établissement s'élève une autre construction où est installée la machine à vapeur qui alimente et bains et douches.

Plus loin, du même côté, et sur un monticule, la buvette, très élégante, très-bien garnie et parfaitement tenue, et la salle de spectacle.

Plus loin encore et sur le même plan, une petite chapelle

où les malades peuvent entendre la messe sans être obligés de monter au bourg.

Pour en finir avec les constructions dépendant de l'établissement, signalons les deux grands hôtels placés de chaque côté du parc : l'hôtel de l'établissement, sur la route ancienne, en descendant du village, et l'hôtel du Morvand, sur la route de Saint-Honoré à Vandenesse, de l'autre côté. Dans l'un et l'autre, tenus par M. Walsdorff, les malades trouvent des mets capables de flatter et d'exciter leur appétit, et les gourmets tout ce qui peut satisfaire leurs exigences.

L'eau minérale sourd à la limite du phorphyre rouge quartzifère et à l'union de ce phorphyre avec le calcaire et les schistes liassiques. Suivant M. Durand-Fardel, un dick de pétrosilex chlorité qu'on remarque auprès de l'établissement, vers la source de la Crevasse, serait une roche congénère de ces eaux.

Les sources à Saint-Honoré sont au nombre de cinq : la *Crevasse* et l'*Acacia*, placées en dehors de l'établissement, près du bâtiment où se trouve la machine à vapeur, à 8 ou 10 mètres du bâtiment des bains ; les *Romains*, formant quatre puits, situés au-dessous de la salle d'inhalation, tous sur la même ligne, à 5 mètres de distance l'un de l'autre et communiquant ensemble ; un cinquième **puits**, placé en avant et communiquant aussi avec les autres, porte le nom de la *Marquise*. Enfin, la *source de la Grotte*, placée sur le côté gauche de la galerie de droite, dans un petit enfoncement, est un petit filet qui a échappé au captage. En résumé, laissant de côté la source de la Grotte, il n'y a que deux sources : la Crevasse et l'Acacia, ayant la même origine, les mêmes propriétés et la même température : 26 degrés centigrades, et les Romains et la Marquise, contenus dans cinq puits communiquant et marquant 31 degrés centigrades. On pourrait même, sans crainte de se compromettre je crois, dire que l'eau de ces différentes sources est la même ; quant à la différence d'odeur et de température, elle peut s'expliquer par la différence du captage. Quoi qu'il en soit, toutes ces sources donnent une énorme quantité d'eau évaluée à 960 mètres cubes environ par vingt-quatre-heures ; on comprend qu'on puisse avec ce volume satisfaire à tous les besoins.

La piscine dont nous avons parlé, et qui mesure 1 mètre 20 cent. de profondeur, est alimentée par les Romains et la Marquise.

L'embouteillage pour les eaux exportées (car depuis quelques années Saint-Honoré expédie de l'eau) se fait avec la source de la Crevasse. Vous savez combien est difficile l'exportation des eaux sulfureuses dans de bonnes conditions, combien sont fugitifs les principes qui donnent à ces eaux leurs propriétés médicamenteuses ; aussi, sans scruter la valeur de ces eaux transportées, je me contenterai d'ajouter que l'eau de Saint-Honoré en bouteilles n'est ni meilleure ni pire que les autres eaux de la même espèce.

L'analyse de ces eaux a été faite bien des fois, d'abord par Regnault, puis un peu plus tard, en 1813, par Vauquelin, en 1838 par Boulanger et en 1851 par Ossian Henry. Toutes ces analyses ont été faites sur des eaux transportées. L'année dernière, M. Personne est venu à Saint-Honoré pour analyser à nouveau l'eau sulfureuse sur place. Cette analyse ne nous est pas connue ; aussi nous transcrirons ici celle qui a été faite par Ossian Henry.

Pour 1,000 grammes de l'eau de Saint-Honoré, il a trouvé :

Acide sulfhydrique libre.	0,70
Acide carbonique libre.	1/9 du volume.
Azote.	Traces.
Oxygène.	
Bicarbonate de chaux.	0,098
— de magnésie.	
— de soude et de potasse.	0,040
A reporter.	0,038

Report. 0,038

Silicate de soude et de potasse. 0,034

—   d'alumine. 0,023

Sulfure alcalin 0,003

Sulfates anhydres de soude. 0,132

—   de chaux. 0,032

Chlorure de sodium. 0,300

— de potassium évalué 0,095

Bromure. . . . .)

Iodure alcalin. . . . . } Traces.

Lithine. . . . .)

Oxyde fer, matière organique 0,007

Magnésie . . . . Indices.

Matière organique . . . . } Indéterminées.

— glairinée rudimentaire . . . . }

Total. 0,674

Enfin, on trouve dans ces eaux des conferves en filaments blanchâtres : sulfuraire ou en flocons gélatineux : glairine.

Il ne nous a pas été donné de visiter les dessous de l'établissement ; aussi nous avons emprunté tous les renseignements qui les concernent au livre de M. le docteur Colin, inspecteur de l'établissement, ainsi que l'analyse ci-dessus.

L'année dernière, on a signalé la présence de l'arsenic dans les eaux de Saint-Honoré.

Le nombre des malades qui se rendent chaque année à Saint-Honoré est de 8 à 900.

L'exportation de l'eau, commencée seulement il y a quelques années, est encore fort restreinte.

Examinons maintenant les maladies tributaires de ces eaux. Ce sont :

1° Les maladies de la peau, et surtout celles qui sont sous l'influence du lymphatisme, de la scrofule et du rhumatisme. Les auteurs qui ont écrit leurs observations sur les effets cura-

3*

tifs de ces eaux dans ces affections ont surtout signalé comme offrant les meilleurs et les plus prompts résultats les dartres humides : eczéma, impétigo. Quant aux dermatoses sèches papuleuses ou squameuses : lichen, prurigo, psoriasis, elles ne donnent pas de résultats aussi prompts ; mais nous savons combien grande est la ténacité de ces affections, et on ne peut espérer dans un traitement thermal de courte durée, vingt à vingt-cinq jours, voir se manifester une amélioration sensible.

Dans les maladies cutanées, le traitement par les eaux de Saint-Honoré ne doit pas être exclusivement externe, et l'eau doit aussi être prise en boisson.

2° Les maladies des membranes muqueuses, cette autre peau intérieure ; mais ce sont encore les maladies dépendant du vice scrofuleux ou rhumatismales qui en éprouvent les meilleurs effets. Aussi les blépharites, les coryzas, les pharyngites, les laryngites, les bronchites de nature lymphatique ou rhumatismale sont promptement améliorées. Les gastrites et les entérites chroniques de même nature peuvent aussi être adressées à cette station. Ici doit se poser une question délicate : l'affection tuberculeuse peut-elle être traitée par les eaux de Saint-Honoré? Hélas! pour cette triste affection qui moissonne une si grande partie de notre jeunesse, nous ne connaissons pas encore, il faut l'avouer, un traitement spécifique. La phthisie peut guérir, mais elle guérit par tous les moyens, c'est-à-dire qu'elle se guérit seule, et que nos efforts sont sinon inutiles, au moins peu certains et peu efficaces.

Cette maladie est due à une aberration des forces régénératrices, à un défaut de vitalité, qui donnent naissance à des tissus non susceptibles de vie, au lieu de réformer les parties emportées par la décomposition incessante à laquelle notre corps tout entier est soumis.

Avoir la prétention de s'opposer toujours à cette dégénérescence serait non-seulement un charlatanisme ridicule, mais encore un acte déloyal. Seulement, on peut intervenir favorablement dans cette lutte de la désorganisation contre l'emploi naturel des forces assimilatrices ; on peut surtout agir contre certains symptômes qui épuisent la résistance. Avec l'eau de Saint-Honoré on obtient de bons résultats dans la forme torpide de cette terrible affection, en aidant à la résorption des engorgements pulmonaires qui l'accompagnent au premier degré, en empêchant l'extension de l'inflammation au second, et en diminuant la sécrétion bronchique, quelquefois si abondante et si funeste à tous les degrés. C'est ainsi que je comprends le traitement de la phthisie pulmonaire par les eaux sulfureuses dans sa forme torpide. Mais dans la forme éréthique, alors qu'on a à craindre et les congestions et les hémoptysies, il faut bien se garder d'avoir recours à ces moyens ; et même dans la première de ces formes il faut savoir s'arrêter à temps.

Comme maladies des muqueuses pouvant être traitées par les eaux de Saint-Honoré, notons, pour être complet, les affections des voies génito - urinaires chez l'homme et chez la femme, reconnaissant pour causes le lymphatisme et le rhumatisme et s'accompagnant d'une exsudation exagérée.

3° **Affections générales.** — Puisque la médication sulfureuse combat avantageusement certaines manifestations des diathèses lymphatiques, scrofuleuses et rhumatismales, on en a conclu qu'elle pouvait s'adresser à ces maladies générales, quelle que soit la forme qu'elles affectent. C'est peut-être aller un peu trop loin. Que dans certains cas ce traitement puisse produire de bons résultats, cela peut se faire, et il faudra tenir compte et de la température des bains surchauffés et du traitement hydrothérapique. Ce sont surtout ces moyens qui ont de l'efficacité dans les douleurs rhumatismales musculaires ou viscérales, dans les engorgements articulaires, les tumeurs blanches dépendant de la scrofule. Et pour ma part ce n'est pas sans apprehension que j'enverrais à Saint-Honoré un malade rhumatisant ayant des palpitations de cœur ou des coliques hépatiques.

Pour la syphilis, nous ne la mentionnerons ici que pour mémoire ; ni Saint-Honoré ni aucune autre station thermale sulfureuse ne me semble indiquée.

Pour la chlorose, l'anémie, si on obtient à Saint-Honoré de bons résultats, il faut les attribuer non à l'eau, mais au grand air, à l'exercice, à l'hydrothérapie, aux changements d'habitudes et de nourriture, etc.

Pour l'asthme, à moins d'un catarrhe concomitant, nous dirons la même chose, en y joignant l'altitude.

En résumé, sont tributaires des eaux de Saint-Honoré : les maladies de la peau, surtout les dermatoses humides ; les affections des muqueuses, surtout celles des voies respiratoires, alors qu'elles dépendent du lymphatisme, de la scrofule (qui n'est qu'un degré plus avancé du précédent) et du rhumatisme.

Peuvent y être envoyés : les malades affectés de ces diathèses, alors même qu'elles ne se manifestent pas sur la peau ou les voies respiratoires, les chlorotiques et les anémiques.

C'est déjà un beau lot.

Quant aux affections nerveuses, malgré le bromure contenu dans ces eaux et leur vertu hyposthénisante dans une certaine mesure, je crois qu'elles peuvent trouver ailleurs un traitement mieux approprié.

Comme contre-indication : les maladies du cœur et des gros vaisseaux, la prédisposition aux congestions et aux hémorrhagies et les maladies organiques de l'estomac, de l'intestin, etc.

Pour terminer, je devrais comparer les eaux sulfureuses de Saint-Honoré avec celles des Pyrénées qui sont similaires ; mais les éléments de comparaison me manquent, et je préfère m'abstenir.

Notre département, comme vous le voyez, n'a rien à envier sous le rapport des eaux minérales; il est mieux partagé que beaucoup d'autres. Seulement, on peut s'étonner qu'il n'en possède pas davantage, par suite de sa position à l'union des soulèvements volcaniques du centre de la France (les monts d'Auvergne) avec les terrains jurassiques au sud-ouest, et aussi à cause de ce grand soulèvement granitique les montagnes du Morvand, qui forme au sud-est une ligne de démarcation si manifeste et si tranchée entre les terrains calcaires et le granit.

C'est en suivant cette ligne au pied des montagnes morvandelles qu'on devrait trouver d'autres sources thermales, sinon semblables pour l'abondance et la minéralisation à celles de Saint-Honoré, au moins s'en rapprochant.

Nous terminerons ce travail en indiquant des sources de nature indéterminée auxquelles les habitants du pays attribuent des vertus diverses, et qui devraient être étudiées. Peut-être trouverait-on dans leur composition la raison des effets qu'on dit qu'elles produisent, effets qui, je me hâte de l'ajouter, peuvent bien être purement imaginaires et fantaisistes.

On signale :

A Commagny, près Moulins-Engilbert, une source bonne pour les coliques ;

A Abon, non loin de là, une source dont l'eau guérit de la fièvre intermittente ;

Entre Tannay et Saint-Pierre-du-Mont, une source consultée par les femmes enceintes. — Sur quoi ? Je l'ignore.

Auprès de Varzy, la source de Saint-Loup, guérissant de la peur — peut-être à cause de la fraîcheur de son eau ;

A Alligny-en-Morvand, une source d'eau chaude ;

A Montreuillon, des sources minérales qu'on dit semblables à celles de Saint-Honoré.

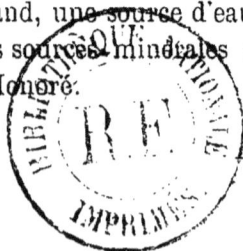

NEVERS. — Imp. et Lith. FAY.

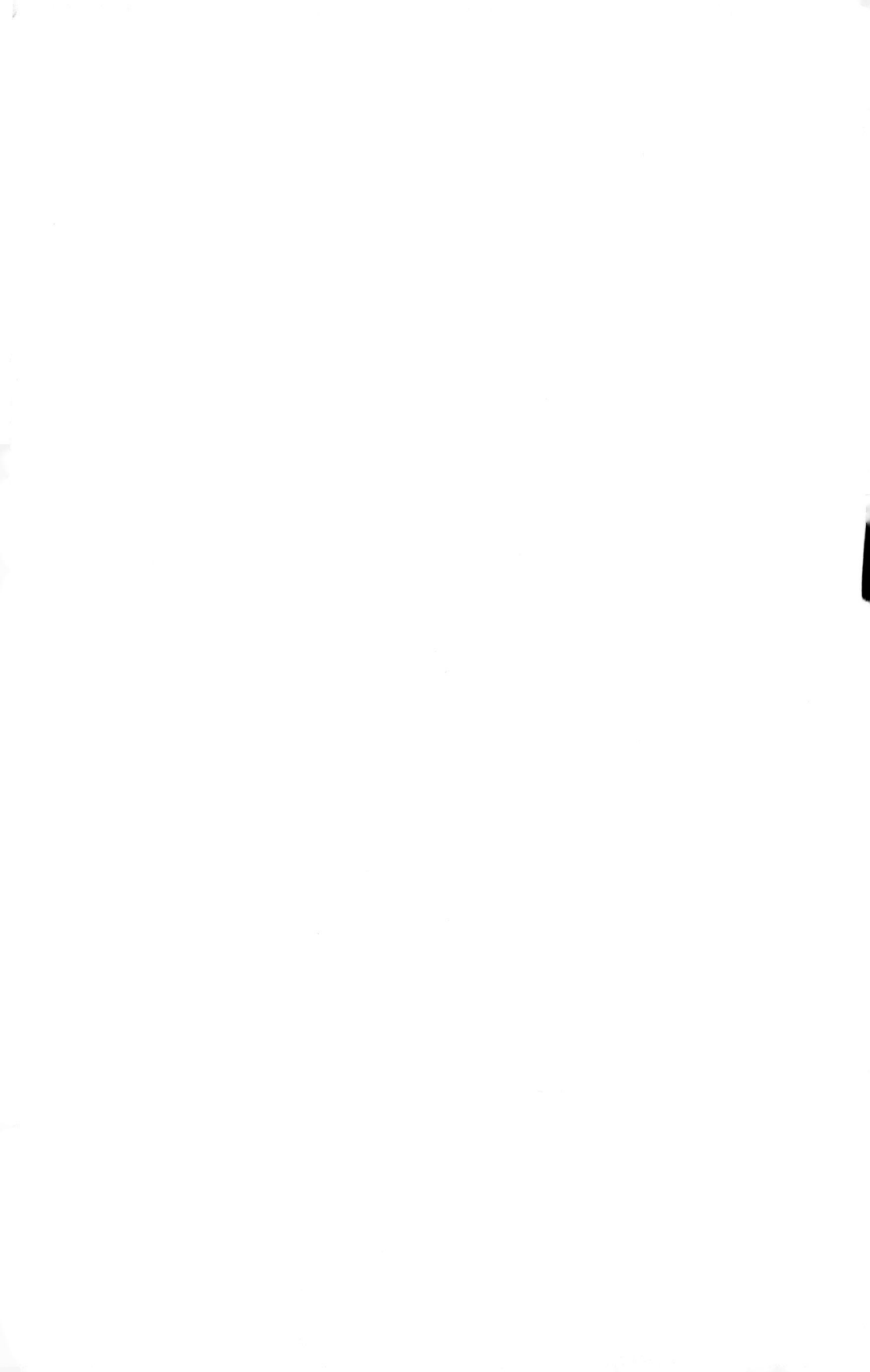